AF314947

ESSAI

SUR

L'UTILITÉ DE LA CHIMIE

EN MÉDECINE.

PAR PIERRE - JOSEPH DELAVILLE,

MÉDECIN A CHERBOURG.

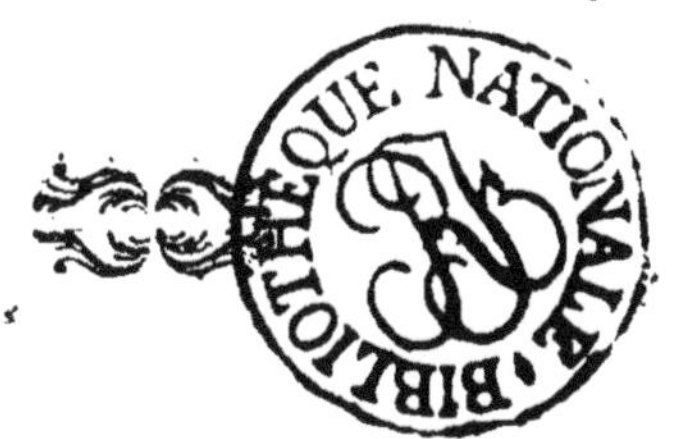

A CHERBOURG,

de l'Imprimerie de M.-A. GIGUET,
Impr.-Libr, *rue des Corderies.*

———

An II.ᵉ de la République.

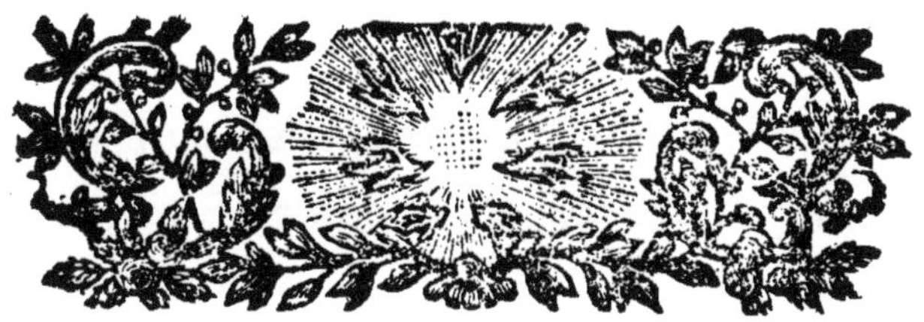

ESSAI

Svr l'utilité de la Chimie en médecine.

De la Chimie considérée sous le rap-
port de son utilité en médecine.

ON n'est pas encore parfaitement d'ac-
cord sur l'utilité de la chimie en médecine ; en refléchissant sur ce que j'ai trouvé
çà et là dans les auteurs qui ont traité
cette matière, j'ai cru appercevoir, qu'en
général , on n'avait pas une idée bien
juste des avantages que la médecine a
retirés des connaissances chimiques, et
que l'on était loin de songer à tous ceux
qu'elle en pourrait retirer dans l'état actuel des choses.

A. 2

[4]

Des avantages que la médecine a retirés jusqu'ici des connaissances chimiques.

Sans doute il est incontestable que c'est à l'aide des connaissances chimiques que la médecine est parvenue à imiter plus ou moins parfaitement certaines productions de la nature qu'elle employe à la guérison des maladies ; que c'est de la chimie qu'elle tient ces procédés ingénieux qui servent à reconnaître dans des composés suspects , des principes malfaisans qui n'y seraient apperçus par aucun de nos sens ; que c'est d'elle qu'elle a appris à simplifier ou perfectionner la préparation de ses médicamens , et qu'elle lui doit quelques-uns de ses succès ; mais n'est-ce pas exagérer , que de prétendre , comme on l'a fait , qu'elle lui est redevable de la découverte de ce grand nombre de médicamens communément appellés chimiques , devenus aujourd'hui d'un usage si étendu dans le traitement des maladies.

En effet , regarder ces médicamens

comme enfans de la chimie, n'est - ce pas supposer que la découverte en est due à l'application des principes de cette science? Or, quoi de moins fondé qu'une pareille supposition; ne sait-on pas, que presque tous ces médicamens, quoique résultans, si l'on veut, d'une opération chimique, ont été découverts par un effet du pur hazard; que la plupart étaient connus, même antérieurement aux principes de chimie qui auraient pu leur donner naissance, et qu'il en est encore aujourd'hui que l'on sait composer à volonté, sans trop savoir ce qui se passe dans l'opération qui sert à les produire? N'est-ce donc pas aussi une opération chimique que celle de laquelle résultent le beurre ou le fromage; et quelqu'un s'est-il jamais avisé de dire que c'est à la chimie que nous devons la découverte du fromage ou du beurre?

Des avantages que la Médecine pourrait retirer des connaissances chimiques dans l'état actuel des choses.

JE n'ai point la témérité de prétendre développer tous les avantages que la médecine pourrait retirer des connaissances chimiques ; si j'entreprenais de le faire, ceux qui connaissent toute l'étendue des ressources de la chimie, s'appercevraient bientôt que j'en aurais jugé d'après la faiblesse de ma vue. Du petit nombre d'avantages sur lesquels je me propose de m'arrêter, je ferai deux classes ; j'appellerai les uns *positifs*, et les autres *négatifs*.

Je donnerai le nom de *positifs* aux avantages que les connaissances chimiques pourraient procurer à la médecine, en mettant dans les mains des médecins de nouveaux moyens d'en étendre ou d'en assurer les succès.

J'appellerai *négatifs*, les avantages que les connaissances chimiques pourraient procurer à la médecine, en mettant les médecins en état d'appercevoir l'abus que l'on a fait des principes de la chimie en médecine, et, par l'abus qu'on en a fait, l'abus qu'il est possible qu'on en fasse, et en détruisant ainsi, jusques dans leur source, une multitude d'erreurs fatales à ses progrès.

DES avantages positifs que la médecine pourrait retirer des connaissances chimiques, dans l'état actuel des choses.

On ne connaît pas encore la nature des virus qui engendrent certaines maladies; quel avantage ne serait-ce pas de la connaître ? Comment n'a-t-on pas senti qu'on pouvait y parvenir à l'aide de la chimie, ou, si on l'a senti, comment a-t-on pu négliger de soumettre ces virus à l'analyse ?

Pour procéder avec sûreté au traitement d'une maladie, il est essentiel de bien connaître le genre de maladie que l'on a à traiter, ce qui n'est pas sans difficulté dans tous les cas; et,

A 4

comme il est des maladies qui ne sont pas toujours annoncées par des signes assez tranchans, pour que l'on n'ait pas quelquefois à craindre de se méprendre sur leur nature, ne serait-il pas aussi, dans ces maladies, des cas où la chimie pourrait venir au secours de la médecine, en suppléant au défaut des signes, lorsqu'ils ne parlent pas assez, ou qu'ils ne parlent qu'un langage équivoque.

Lorsqu'une maladie, par exemple, est entretenue par la présence d'un virus formé ou introduit dans le corps humain, comme il arrive dans celles qui se communiquent par inoculation, n'est-il pas certain que le virus qui l'entretient doit se trouver au moins dans quelques-unes des humeurs du corps malade ; et s'il s'y trouve, pourvu que ce soit en certaine proportion, pourquoi l'analyse chimique ne l'y découvrirait-elle pas ?

Quelque extraordinaire que puisse paraître d'abord l'idée d'aller, pour connaître la nature d'une maladie, chercher dans les humeurs du corps malade, le virus qui l'entretient, quelque chimérique que puisse paraître l'espoir de l'y découvrir par l'analyse chimique, ils n'offrent pourtant rien d'impraticable à l'imagination qui s'occupe des moyens de les réaliser.

Supposons que l'on connaisse la nature des différens virus qui donnent naissance aux différentes maladies virulentes ; que l'on ait trouvé des réactifs qui puissent les faire reconnaître, dans quelques mélanges qu'ils se rencontrent ; que l'on sache quelles humeurs du corps en sont plus spécialement imprégnées dans chaque genre de maladie ; dès-lors, toute difficulté est levée, presque plus de maladie virulente qui ne puisse être facilement reconnue à l'aide des réactifs, plus de tems perdu en conjectures, plus de traitement entrepris au hazard . . . . Voyons si les connaissances chimiques peuvent nous conduire à ce degré de certitude si desirable.

Pour parvenir à connaître la nature d'un virus, il faut être a portée de l'étudier ; pour bien l'étudier, il faut avoir obtenu le virus exempt de tout mélange et séparé de tout ce qui n'est pas lui ; le premier pas à faire doit donc être de *réduire le virus à un état de pureté tel, qu'au véhicule près, on ne puisse plus rien lui ôter, sans lui ôter en même tems sa propriété caractéristique, celle de communiquer par inoculation la maladie qui lui est propre* ; or il est mille moyens connus en chimie pour atteindre ce but.

Les différens degrés de volatilité, la propriété de tomber en déliquescence, d'effleurir à l'air libre, de prendre telle ou telle forme dans telle ou telle circonstance, la manière de se comporter avec les différens menstrues, ignées, lumineux, gaseux, spiritueux, huileux, aqueux, acides, alkalins, terreux, métalliques &c. sont autant de qualités dont les chimistes savent tirer le plus grand avantage pour séparer les unes des autres les substances qui se trouvent mélangées.

C'est ainsi, qu'au moyen de la distillation, ils parviennent à séparer les substances plus volatiles de celles qui le sont moins ;

, ... au moyen' de la dissolution, les substances dissolubles de celles qui ne le sont pas ;

, ... au moyen de la crystallisation ; les substances qui affectent une forme régulière, de celles qui en affectent une autre, et de celles qui n'en affectent aucune &c. &c. &c.

Il n'est point de substance qu'on ne parvienne à dégager de quelque mélange que ce soit, et qu'on ne puisse ramener à l'état de pureté, en se servant habilement de ces différens moyens; je dis habilement, car tous ne sont pas également bons dans tous les cas; mais s'il est des cas où quelques-uns de ces moyens ne mènent pas directement au but, il n'en est point où ils ne conduisent au moins à quelque notion utile sur la nature des substances que l'on a à traiter : prenons la distillation pour exemple.

Lorsque, pour séparer un virus de toutes les substances plus fixes ou plus volatiles que lui, on soumet à la distillation le mélange dans lequel il est enveloppé, il peut arriver que, l'opération finie, le virus ne se retrouve ni dans la cucurbite avec les substances les plus fixes, ni dans le récipient avec les plus volatiles ; et, dans cette supposition, la distillation n'aura sûrement pas conduit au but, mais, faudra-t-il, pour cela, regarder sa peine comme perdue, non, sans doute, et un habile chimiste conclura de ce résultat, que le virus est, par sa nature, ou incoercible, ou susceptible d'être décomposé ou neutralisé au degré de chaleur employé dans l'opération, et les inductions qu'il en tirera, le conduiront à des tentatives plus heureuses, en lui indiquant la marche qu'il devra suivre de préférence pour arriver à son but.

Lorsque, à l'aide des différens moyens

dont je viens de parler, on serait une fois parvenu à dégager un virus du mélange de toutes les substances étrangères dont il aurait été enveloppé, on aurait fait le plus difficile , on acquérerait bientôt des notions sur sa nature , en essayant sur lui l'action de toutes les substances connues , on apprendrait ainsi , qu'elles sont celles avec lesquelles il se combine , celles avec lesquelles il se combine de préférence , celles avec lesquelles il refuse de se combiner ; et lorsqu'on voudrait le reconnaître dans un mélange dont on présumerait qu'il ferait partie , on emploierait comme réactifs celles de ces substances qui auraient montré avec lui le plus d'affinité et l'auraient manifestée de la manière la plus sensible dans les différens essais.

On ne conçoit pas plus de difficulté à s'assurer qu'elles sont, dans les différentes maladies virulentes , les humeurs du corps dans lesquelles réside plus spécialement le virus qui les entretient ; les réactifs une fois connus , que dans chaque genre de maladie virulente , ayant soin de choisir un certain nombre de sujets qui en seront évidemment atteints, on soumette à l'action de ces réactifs une petite quantité de chacune de celles des humeurs que l'on pourra se procurer ; on ne peut manquer de découvrir laquelle est le plus spécialement imprégnée de virus , si toutes ne le sont pas dans la même proportion.

L'idée que je propose n'est donc pas aussi chimérique qu'elle pourrait le paraître au premier coup d'œil ; les moyens d'acquérir des notions sur la nature des virus, sont entre les mains de tous les chimistes et ne diffèrent point de ceux qu'ils emploient chaque jour pour l'analyse des autres substances dont ils veulent connaître la nature ; un virus qui donne naissance à une maladie, est un agent qui a , aussi bien que l'or , l'acide nitreux, le souffre ou le mercure , ses propriétés distinctes , ses affinités particulières ; quand ces dernières substances font partie d'un composé quelconque , les chimistes savent les y découvrir à l'aide de leurs réactifs ; si l'on trouve plus de difficulté à constater la présence d'un virus dans un mélange où ils est enveloppé, cela ne peut venir que de ce que la nature des virus n'est pas encore connue aussi bien que celle de l'or, de l'acide nitreux, du mercure ou du souffre, et cela, parce qu'on n'a rien fait pour la connaître ; combien pourtant n'avait-on pas de motifs de s'en occupper ?

On vient de voir, comment, la nature des virus étant une fois bien connue, on pourrait parvenir, à l'aide des réactifs, à connaître la nature de certaines maladies entretenues par la présence d'un virus dans les humeurs du corps humain ; on va voir que ce serait un grand pas de fait pour arriver aux plus importantes découvertes sur les moyens par lesquels ces maladies se communiquent d'un individu à un autre, sur les moyens d'en empêcher la communication, et même, dans certains cas, sur la manière dont leur guérison s'opère, ce qui ne pourrait manquer de jetter quelque jour sur les moyens de l'opérer.

Parmi les maladies qui se communiquent d'un individu à un autre, il en est que l'on ne contracte guères que par le contact immédiat avec la personne infectée, ou par inoculation, et, pour celles-là, c'est déjà beaucoup de savoir que, en évitant le contact, on évite la communication; mais il en est d'autres, dans lesquelles, pour que la communication ait lieu, il suffit, au moins en apparence, de respirer le même air que ceux qui en sont atteints, et la facilité avec laquelle celles-ci se communiquent mérite la plus grande attention.

Pour trouver des moyens d'empêcher la communication de ces maladies, il importe de savoir comment elles se communiquent.

On a imaginé que, dans les maladies de ce genre, il s'exhalait du corps des malades des molécules de virus qui dissoutes ou suspendues dans l'air atmosphérique, s'insinuaient avec lui dans les cavités du corps d'autres individus et y déposaient le germe de la contagion. Combien

Combien ne serait-il pas facile de s'assurer de ce qui en est, si l'on connaissait la nature des différens virus; car
pourquoi des molécules de virus répan-
dues dans l'air atmosphérique, échap-
peraient-elles à l'action des réactifs ? Et
si c'est en effet à l'aide de ces molécules
que la communication a lieu, le meilleur
moyen de l'empêcher, le seul, peut-
être, sur l'efficacité duquel on pût se
reposer, si l'on en pouvait concevoir de
tels dans la pratique ; je veux dire la
décomposition ou la neutralisation du virus dans l'atmosphère même, un moyen
si précieux, une connaissance approfon-
die de la nature des virus ne donnerait-
elle pas l'espoir de le trouver ?

Je dis que la décomposition ou la neutralisation des virus dans l'atmosphère
même, serait le meilleur moyen d'empêcher la communication des maladies
virulentes.

Je conçois trois sortes de moyens d'empêcher la communication d'une maladie

qui s'opérerait par l'action d'un virus nageant dans l'atmosphère, savoir:

1.º Donner aux individus une disposition telle que le virus ne pût avoir d'action sur eux.

2.º Eloigner d'eux l'air qui le tiendrait dissous ou suspendu.

3.º décomposer ou neutraliser le virus dans l'atmosphère même.

Or, de ces trois moyens, lequel offre le plus d'avantages? Il n'y a pas à balancer, c'est celui de la décomposition ou de la neutralisation.

En effet, en supposant que l'on pût donner à quelques individus et même maintenir en eux une disposition telle que les virus ne pûssent avoir aucune action sur eux; une telle disposition ne pouvant être donnée à tout le monde, le danger de la communication n'en subsisterait pas moins pour ceux qui n'auraient pas reçu la disposition préservative.

Le second moyen n'offre-t-il pas à-peu-près les mêmes inconvéniens ? On peut bien par un courant d'air convenable.ment dirigé, purger un espace donné de l'air infecté dont il est rempli, mais, est-ce là détruire les germes de la contagion ? C'est seulement les disperser et les transporter ailleurs.

Le moyen de la décomposition ou de la neutralisation ne présente point de semblables inconvéniens ; une fois décomposé ou neutralisé le virus n'est plus à craindre, il est presque comme s'il n'existait plus ; un pareil moyen est donc bien préférable aux deux autres.

Ce serait peu de savoir que décomposer ou neutraliser les virus dans l'atmosphère, serait le moyen le plus sûr d'empêcher la communication des maladies virulentes, si l'on ne devait regarder l'idée de les décomposer ou de les neutraliser que comme un rêve ; mais, cette idée n'a rien de chimérique pour quiconque voudra la méditer.

Pour décomposer un virus ou le neutraliser, il ne faut qu'avoir trouvé une substance qui, en s'unissant avec lui ou avec quelques-uns de ses principes constituants, lui fasse perdre ses propriétés; les réactifs peuvent être dans le cas de produire cet effet.

Pour le décomposer ou le neutraliser dans l'air atmosphérique, il faut que cette substance soit volatile comme lui, pour pouvoir l'y atteindre.

Pour se servir avec avantage d'une pareille substance, il faut qu'elle ne soit point de nature malfaisante, et que de son union avec le virus ou avec quelques-uns de ses principes, il ne puisse résulter rien de nuisible, ou au moins d'aussi nuisible que le virus lui-même avant la combinaison.

Or, dans le nombre presqu'infini de substances connues, ne pourrait-on pas espérer d'en rencontrer qui réunissent à la fois toutes ces qualités ?

Ne se trouve-t-il pas déjà, tant dans

les humeurs du corps, que dans l'air que nous respirons et dans les alimens que nous prenons, des substances qui, si elles ne les réunissent pas toutes, en réunissent au moins une bonne partie ?

Dans tout corps ayant la disposition requise pour contracter une maladie virulente, ne suffit-il pas, pour qu'elle ait lieu, d'une quantité infiniment petite de virus introduite dans les humeurs ?

La maladie étant arrivée à une période avancée ; au lieu de cette infiniment petite quantité de virus, les humeurs du corps n'en contiennent-elles pas une quantité considérable; cette grande quantité de virus, d'où peut-elle être venue, sinon des humeurs, de l'air et des alimens ? Il faut donc, qu'avant la formation ou le développement de cette nouvelle quantité de virus qui ont eu lieu pendant le cours de la maladie, le virus lui-même, ou, au moins, les principes propres à le constituer, aient existé, tant dans les humeurs que dans l'air et les

alimens ; mais, alors, ils y étaient dans
un état où ils n'occasionnaient aucun dé-
sordre dans l'économie animale ; il faut
donc qu'il y ait eu, en même teins, dans
les humeurs l'air et les alimens, des substances, qui, par leur combinaison avec le
virus ou les principes propres à le consti-
tituer, en l'empêchant de se former ou
de se développer, l'aient mis hors d'état
de porter aucune atteinte à la santé.

Voilà donc, que l'on sait déjà, non-seu-
lement, qu'il existe, pour les différens
virus, des substances qui, en s'unissant
avec eux ou avec quelques-uns de leurs
principes constituans, peuvent leur
faire perdre leurs propriétés, sans lui
en donner d'aussi nuisibles que celles
qu'ils pouvaient avoir auparavant ; mais
encore, que ces substances se trouvent
dans nos humeurs, dans l'air que nous
respirons et dans les alimens que nous
prenons : en faut-il d'avantage, pour
nous encourager à étudier la nature de ces
substances ; et qui sait, si, en l'étudiant,
on ne leur trouverait pas toutes les qua-

lités requises pour neutraliser les virus jusques dans l'atmosphère même ?

Peut-être , dira-t-on , à quoi bon tant de recherches pour trouver des moyens d'empêcher la communication des maladies, lorsque l'on a tant de spécifiques pour purger l'atmosphère du mauvais air qui les cause ? Ma réponse sera simple ; c'est que, ces prétendus spécifiques n'empêchent pas toujours cette communication d'avoir lieu ; que cela vienne , de de ce qu'ils n'ont pas la vertu qu'on leur attribue , ou de ce qu'on ne les emploie pas d'une manière convenable , c'est ce que je n'entends nullement préjuger ; toujours est-il vrai , qu'assez souvent, on n'obtient pas d'eux l'effet qu'on en attend.

Je pourrais ajouter, que, si l'expérience dépose contre eux , l'analogie n'est pas plus en leur faveur ; ces spécifiques, que l'on emploie journellement, pour empêcher la communication des maladies , sont , à bien des égards , très-différens

les uns des autres , et cependant , on les
emploie tous , presque indistinctement ,
pour purger l'air des différens virus dont
il peut être chargé , ce qui suppose , qu'ils
ont tous , à-peu-près au même degré , la
vertu de décomposer ou de neutraliser
ces différens virus , seul moyen efficace ,
comme je l'ai établi , d'empêcher la communication des maladies auxquelles ils
peuvent donner naissance ; or , lorsque
la chimie fournirait à peine un exemple
de dix substances dont chacune fût propre à décomposer ou à neutraliser dix
autres substances données et très-diffé-
rentes entre elles ; croira-t-on facilement,
que le vinaigre commun , le vinaigre des
quatre voleurs , l'acide sulfureux , l'acide
marin , la fumée des bayes de genièvre,
du tabac, du sucre , des résines , des bois
odoriferants , etc. etc. etc, que l'on emploie dans tous les cas , presque indistinctement , pour purger l'atmosphère
du mauvais air qu'elle contient , aient
tous , sans exception , la propriété de
décomposer ou de neutraliser, d'une manière à-peu-près aussi avantageuse les

uns que les autres , les différens virus qui peuvent s'y trouver dissous ou suspendus ?

Quoiqu'il en soit, ne serait-il pas bien important de connaître la nature des différens virus , afin de s'assurer si ces spécifiques ont en effet les propriétés requises pour empêcher la communication des maladies virulentes , pour , s'ils les ont , trouver une manière plus convenable de les employer , où trouver des moyens plus efficaces à leur substituer , s'ils ne les ont pas ?

J'ai avancé que des connaissances sur la nature des virus pourraient nous aider à reconnaître , dans certains cas , la manière dont s'opère la guérison des maladies virulentes. . . . . elle peut s'opérer de plusieurs manières.

Par l'expulsion totale du virus hors des vaisseaux du corps humain.

Par son entière décomposition ou neutralisation.

Par un changement de disposition du corps tel, que le virus restant dans les humeurs ne puisse renouveller la maladie.

Ou enfin par le concours de plusieurs de ces manières à la fois.

Il n'est point indifférent de savoir de quelle manière elle s'opère dans les différens cas.

Telle maladie que l'on croit guérie, n'est réellement qu'assoupie ; si l'on connaissait la manière dont la guérison a dû s'opérer, et en même tems la nature du virus qui l'entretenait, on pourrait, dans certains cas, s'assurer si la guérison est parfaite, en soumettant les humeurs du malade à l'analyse ; tandis que l'on n'a aujourd'hui, pour s'en assurer, que la disparition des symptômes qui avaient annoncé la maladie, laquelle n'est pas pas toujours un signe certain de guérison.

Si l'on savait, par exemple, que dans la guérison de telle ou telle maladie vi-

rulente, la disposition du corps n'é-
prouve aucun changement, et qu'après
la guérison présumée d'une pareille maladie, l'analyse découvrît encore quelque
portion de virus libre dans les humeurs
du corps malade ; on ne s'en laisserait
pas imposer par la disparition des sim-
ptômes et l'on en prolongerait le traitement de manière à empêcher une rechûte toujours inévitable en pareil cas.

Parmi les moyens curatifs que l'art
emploie journellement pour la guérison
d'une même maladie virulente, comme
il s'en trouve de différens, il peut s'en
trouver qui concourrent à la guérison
d'une manière différente ; si l'on connaissait la manière dont chacun y concourt,
on pourrait donner la préférence à celui
dont la manière d'opèrer paraîtrait la
plus avantageuse.

Les avantages que présentent les différentes manières dont peut s'opérer la
guérison d'une maladie virulente, sont
relatifs aux malades et à ceux qui les
environnent.

La manière dont s'opère la guérison est d'autant plus avantageuse aux malades, qu'il en résulte pour eux une guérison plus assurée.

La manière dont s'opère la guérison est d'autant plus avantageuse à ceux qui environnent les malades, qu'il y a pour eux moins de danger de contracter leurs maladies.

Une manière préférable à toutes les autres, serait, sans contredit, celle qui présenterait l'avantage d'une guérison assurée, et ne laisserait aucune crainte de contagion pour ceux qui environnent les malades.

Le simple changement de disposition du corps, s'il est durable, est, tout égal d'ailleurs, pour le malade, le genre de guérison le plus desirable, en ce que, sans la disposition convenable au développement ou à la formation du virus, la maladie ne peut jamais renaître ; mais, tant qu'il reste du virus dans les humeurs, il peut s'exhaler par les pores,

sortir par les autres émonctoires et communiquer ainsi la maladie qui lui est
propre et dont il est le produit : la guérison d'une maladie virulente qui s'o-
père par un changement de disposition
du corps , si avantageuse aux malades ,
ne l'est donc nullement à ceux qui
les environnent.

L'expulsion totale du virus des vaisseaux du corps malade, peut produire sûrement la guérison d'une maladie virulente ; mais ce genre de guérison n'est
bien avantageux , ni aux malades ni à
ceux qui les environnent ; la guérison
ne pouvant s'effectuer de cette manière,
sans que ceux qui environnent les malades soient exposés à contracter leur
maladie et les malades restant eux-
mêmes exposés à la contracter de nouveau après leur guérison.

La guérison qui s'opère par décomposition ou neutralisation du virus a bien
ses avantages pour ceux qui environnent
les malades ; mais elle ne met pas non

plus les malades eux - mêmes à l'abri d'une rechûte.

De toutes les guérisons, la seule qui concilierait l'intérêt des malades et de ceux qui les environnent , serait celle qui s'opérerait par le concours du changement de disposition du corps et de la neutralisation ou de la décomposition du virus.

Peut-être ce concours n'est-il pas très-rare dans la guérison des maladies virulentes ; mais en supposant qu'il ait lieu quelquefois, et qu'il soit dû à l'usage de certains médicamens ; si l'on ne sait pas dans quels cas il a lieu , à quels médicamens il est dû , comment on peut le reproduire ; un concours aussi avantageux ne peut jamais avoir lieu que par un effet du hasard.

Il n'est donc pas indifférent de savoir de qu'elle manière s'opère , dans les différens cas , la guérison des maladies virulentes.

Voyons s'il est des cas où l'on puisse

[31]

y parvenir , la nature des virus étant une
fois bien connue.

Lorsque l'observation et l'expérience
ont appris qu'une maladie se contracte
ou ne se contracte pas plus d'une fois ,
et que , par conséquent , le changement de disposition du corps entre
pour quelque chose , ou n'entre pour
rien [au moins d'une manière durable] dans la guérison de cette mala-
ladie ; pour savoir au juste de quelle manière elle s'opère , ne suffit-il pas de savoir, en outre , ce que devient le virus
après la guérison , s'il reste dans les
vaisseaux en tout ou partie , s'il y reste
ou s'il en sort libre , décomposé ou neutralisé ?

Je conviendrai , qu'en connaissant ,
même parfaitement , la nature des virus,
on ne peut guères se flatter de découvrir,
dans tous les cas, par l'analyse chimique,
un virus une fois décomposé , soit qu'il
reste en cet état dans les vaisseaux du
corps , ou qu'il en sorte par les émonc-

toires ; qu'il faudrait, pour y parvenir ,
joindre à la connaissance de la nature
des virus des notions très-étendues sur
la nature de leurs élémens, sur celle des
humeurs , des alimens , des médicamens
etc , sur leurs proportions respectives ,
et, tout à la fois, sur les changemens qu'ils
peuvent subir dans les vaisseaux, ce qui
présente des difficultés presque insur-
montables; mais, on conviendra avec moi,
que hors les cas où le virus serait décomposé, soit qu'il reste dans les vaisseaux , soit qu'il en sorte, qu'il soit libre , où dans l'état de combinaison ,
pourvu que l'on puisse opérer sur les
humeurs qui le contiennent, et qu'il s'y
trouve en certaine proportion , la nature
des virus une fois bien connue, il est presque impossible qu'il échappe aux recherches analytiques.

Il est donc des cas dans lesquels on
pourrait, en connaissant la nature des
virus , parvenir à connaître la manière
dont s'opère la guérison des maladies virulentes.

Qu'on

Qu'on ne croye pas que la condition expresse, *pourvu que l'on puisse opérer sur les humeurs qui le contiennent* [le virus] *et qu'il s'y trouve en certaine proportion*, rende excessivement rares les cas où l'on pourrait connaître la manière dont s'opère la guérison des maladies virulentes ; sans parler des humeurs excrémentitielles sur lesquelles on peut opérer dans tous les cas ; de toutes les autres humeurs du corps, combien en est-il sur lesquelles on ne puisse pas opérer dans presque toutes les maladies? Quant à la proportion dans laquelle les virus peuvent s'y trouver, si l'on conçoit qu'elle peut-être très-faible, qu'on n'oublie pas que l'action des réactifs s'étend quelquefois jusqu'aux infiniment petits.

On ne manquera pas de remarquer, qu'en traçant la route à suivre pour parvenir à reconnaître la présence des virus par-tout où ils peuvent se rencontrer, j'ai indiqué des procédés qui exigent eux-mêmes que l'on ait déjà des

moyens assurés de la reconnaître ; que
la distillation citée pour exemple, ne peut
être d'aucune utilité, qu'autant que l'on
aurait déjà un moyen de s'assurer si le virus est resté dans la cucurbite, ou s'il
est passé dans le récipient ; qu'ainsi,
j'ai supposé que l'on avait déjà ce que
je propose de chercher ; mais à l'aide
d'une courte explication, on verra bientôt que je n'ai rien supposé de semblable,
ce que je propose de chercher, c'est le
moyen de reconnaître la présence des
virus à l'aide des réactifs, ce que je suppose que l'on a déjà et ce que l'on a
en effet, c'est le moyen de la reconnaître par l'inoculation ; mais ce moyen,
auquel il deviendrait indispensable d'a-
voir recours, en attendant que l'on eût
trouvé des réactifs, n'aurais-je pas mau-
vaise grace de proposer de le mettre en
usage ? S'il est des maladies virulentes
dont l'inoculation soit autorisée par les
loix ; s'il en est qui soient accompagnées
d'accidens si légers, que de zélés obser-
vateurs ne balancent pas un moment à

en tenter l'inoculation sur eux-mêmes,
comme on en a vu essayer sur eux-mêmes l'action des poisons les plus re-
doutés ; s'il en est qui attaquent les autres animaux aussi bien que les hommes,
et dont, par cette raison , il suffise de
tenter l'inoculation sur les autres animaux ; n'en est-il pas aussi de la nature
la plus grave et qui soient tellement par-
ticulieres à l'espèce humaine que l'inoculation ne puisse en être tentée que sur
des hommes ; et la considération du danger qui pourrait en résulter pour ceux sur
qui on la tenterait, ne fera-t-elle pas
dire que l'idée de l'inoculation sous ce
point de vue est une idée barbare et in-
humaine ? Je le demande ici à ceux qui
seraient tentés de me faire quelque re-
proche à cet égard ; qu'ils fassent pour
un moment taire leurs préjugés, et qu'ils
me disent, s'il n'est pas plus déchirant
pour une ame sensible, d'imaginer un
homme livré aux horreurs d'une mort
affreuse et certaine, que de le voir ex-
posé aux dangers d'une maladie ; qu'ils

me disent ce que pourrait avoir d'inhumain la proposition de faire servir à des expériences utiles à la société ceux que la loi commande d'immoler à la sûreté de leurs concitoyens ?

Au reste, il sera toujours consolant de penser que l'on peut encore faire une riche moisson des plus précieuses découvertes, tout en bornant ses recherches à ceux des virus dont l'inoculation ne présente point l'idée effrayante du danger, et en laissant au tems et au hasard des circonstances à nous instruire sur la nature de ceux dont un examen indiscret pourrait coûter des larmes à l'humanité.

Une autre remarque que l'on pourra faire, c'est qu'en cherchant à prouver l'utilité de la chimie en médecine, j'ai supposé que les virus qui occasionnent les maladies virulentes ne sont que de simples agens chimiques, tandis qu'ils pourraient bien être des êtres organisés, des animalcules que leur petitesse aurait dérobés à nos regards, ce qui tendrait à affaiblir ou même à renverser ce que j'ai avancé d'après cette supposition.

Sans entrer dans le détail des raisons qui m'ont fait regarder les virus comme de simples agens chimiques, je me contenterai de répondre.

1.º Que si en disant que la communication des maladies a lieu par le moyen de véritables animalcules, on entend, que c'est par leur ministère que les virus sont transportés d'un individu à un autre; ce que j'ai allegué en faveur de l'utilité de la chimie en médecine reste à peu près dans toute sa force, parce qu'en dernier résultat, les virus se trouvent encore être de simples agens chimiques, comme je l'ai avancé.

2.º Que quand il serait prouvé que les virus eux-mêmes sont des êtres organisés jouissant de tous les attributs de l'animalité, de véritables animalcules enfin, ce que j'ai dit de l'utilité de la chimie en médecine pourrait encore trouver son application à certains égards ; qu'il serait possible, par exemple, qu'à l'aide des réactifs, on parvint à reconnaître la présence et jusqu'à l'espèce de ces animalcules, par-tout où il s'en rencontrerait; car, qu'est-ce qui fait que l'on reconnaît, par le moyen d'un réactif, la présence d'un composé quelconque dans un mélange dont il fait partie ? C'est que les principes constituants de ce composé, soit par leur nature, soit par la proportion dans laquelle ils sont combinés entre eux, en font un composé si différent des autres composés connus, que le résultat de son union avec les agens chimiques, toujours parfaitement semblable à lui-même, ne ressemble à aucun autre résultat connu ? Or, lorsque des animalcules, par leur manière d'exister et de se reproduire, par les circonstances nécessaires à leur existence et à leur reproduction, par les effets qui y sont attachés et qui sont différens pour chaque différente espèce, annoncent une orga-

nisation si différente de celle des autres
êtres organisés, serait-il impossible, que,
par des différences essentielles, soit dans
la nature, soit dans la proportion de ses
principes constituants, chaque espèce de
ces animalcules offrît un composé facile
à reconnaître par le moyen des réactifs ?

J'ajouterai que, dans le doute, c'est-
à-dire, n'ayant pas plus de raison de
regarder les virus comme de simples agens
chimiques que comme des êtres organisés, les connaissances chimiques pourraient être d'un grand secours pour en
découvrir la nature.

Pour donner une idée de la marche
que l'on pourrait suivre à cet effet, je
supposerai que, sur un virus séparé de
tout ce qui n'est pas lui, on essaie l'action de tous les agens chimiques connus ;
il en résultera que les uns n'altéreront
en rien sa propriété et que les autres
la lui feront perdre entièrement, en se
combinant avec lui ; dans ce dernier cas,
que doit-il arriver? Que le virus, s'il

n'est qu'un simple agent chimique , sera décomposé ou neutralisé ; et s'il est un être organisé , qu'il perdra son organisation ; c'est au moins ce que l'on peut juger par analogie ; je supposerai de plus que sur le composé résultant de la combinaison du virus avec les agens chimiques qui lui auront fait perdre ses propriétés , on essaye ensuite l'action de quelques autres agens chimiques, et que, dans ces différens essais, le virus vienne à recouvrer ses propriétés , qu'il les perde et qu'il les recouvre encore , par l'action successive de ces différens agens ; je demande , si , dans cette hipothèse , qui ne répugne en rien aux loix de la chimie , il ne sera pas en quelque sorte démontré que le virus soumis à l'expérience est un simple agent chimique et non un être organisé ; car , on voit bien tous les jours des agens chimiques perdre leurs propriétés par leur combinaison avec d'autres agens et les recouvrer, lorsque quelque nouvel agent vient rompre cette combinaison ; mais, on ne voit ja-

mais un être organisé reprendre l'organisation qu'il a perdue ?

Je ne prétends pas dire, qu'il suffise
de traiter les virus comme je viens de
le supposer, pour arriver aux résultats
que j'ai indiqués, mais, la simple pos-
sibilité d'un pareil succès, n'est-elle
donc pas un motif assez puissant pour
nous déterminer à diriger nos recherches
de ce côté ?

On sent assez, sans qu'il soit besoin
de le dire, que, pour obtenir des succès
de quelqu'importance en ce genre, il ne
faut épargner ni le tems ni les soins ;
qu'il faut avoir le courage d'entrepren-
dre les recherches les plus pénibles, lors
même que l'on a la certitude de ne pouvoir les conduire à leur fin ; qu'il faut
enfin savoir maîtriser cette ardeur im-
patiente de jouir qui ne nous permet pas
d'en différer le moment, par qui nous
nous laissons si facilement persuader ,
qu'avec des conjectures, nous pouvons
suppléer aux leçons de la tardive expe-

rience et qu'il est possible de faire , en six mois, ce qui semblait devoir être l'ouvrage d'un siècle.

Je devrais peut-être ajouter , que le simple apperçu des immenses travaux auxquels il faut se livrer pour arriver à quelque résultat satisfaisant, est lui seul fait pour effrayer l'imagination du plus infatigable observateur, et que ce n'est guères qu'à une société d'hommes réunis sous les auspices d'un gouvernement qu'il appartient de suivre une pareille entreprise.

Je n'en dirai pas plus long sur les avantages positifs que la médecine pourrait retirer des connaissances chimiques, je passe à des avantages d'un autre genre.

DES avantages négatifs que la médecine pourrait retirer des connaissances chimiques dans l'état actuel des choses.

Quand il ne serait pas prouvé que la chimie offre à la médecine la perspec-

tive des plus importantes découvertes ,
graces à l'abus que l'on a fait des connaissances chimiques , la question de
l'utilité de la chimie en médecine ne
devrait plus être regardée comme pro-
blématique ; en effet, toutes ces assertions hasardées , fondées sur de préten-
dues démonstrations chimiques , que l'on
rencontre à chaque page dans nos livres
et contre lesquelles il est si important de
prémunir les médecins ; quel médecin ,
s'il n'est versé dans la connaissance des
principes de la chimie , ne court pas ris-
que de les prendre pour des vérités ? Il
ne faut que considérer le crédit dont on
joui et dont jouissent encore la plupart
de ces assertions et remonter à la source
d'un crédit aussi étonnant , pour sentir
que les connaissances chimiques sont
devenues , sous ce rapport , un préser-
vatif réellement nécessaire aux médecins ; comment se fait-il que les parti-
sans de la chimie n'aient pas été frappés
des grands avantages que la médecine
pouvait retirer , à cet égard , de la pro-

pagation des principes de la chimie ; ou comment ne se sont-ils pas plus spécialement attachés à nous les développer, eux qui ont recueilli, avec tant de soin, tout ce qu'ils ont cru de plus propre à persuader aux médecins qu'il était de leur intérêt de s'appliquer à l'étude de cette science ?

Pour bien sentir comment la propagation des connaissances chimiques peut faire tomber toutes les assertions de ce genre, il suffira d'une simple réflexion ; c'est que ces assertions tirant tout leur crédit de l'idée qu'elles sont fondées sur les principes de la chimie et la connaissance des principes de cette science ne permettant pas d'en conserver cette idée ; il est de toute nécessité que ce crédit diminue à mesure que les lumières de la chimie viendront à se répandre.

Il ne faut qu'un coup d'œil jetté rapidement sur quelques-unes de ces assertions, pour se convaincre qu'en effet tout le crédit dont elles jouissent, ne

tient qu'à l'illusion qui les a fait considérer comme fondées sur les vrais principes de la chimie.

Ainsi, lorsqu'un chimiste après être
parvenu à combiner ensemble deux substances dont la combinaison n'avait pas
encore été effectuée jusqu'à lui, vient
proposer de substituer au simple mélange
de ces deux substances, d'ailleurs de-
puis long-tems employé avec succès dans
le traitement des maladies, le nouveau
composé qu'il vient d'obtenir, comme
étant, dit-il, plus propre à remplir les
vues des médecins, et que l'on voit des
médecins adopter avec empressement
une pareille proposition ; que peut-on
penser de ces derniers, sinon, que n'é-
tant pas en état d'en juger, ils ont cru
que, venant d'un chimiste connu, une
pareille assertion était une conséquence
tirée des principes de la chimie et peut-
être le résultat des plus profondes médi-
tations ? car, comment des hommes fami-
liarisés avec les principes de la chimie au-
raient-ils pû s'en former c'ette idée, idée

que les connaissances chimiques sont si loin de favoriser? La chimie nous apprend, il est vrai, qu'un médicament dont les principes constituants sont parfaitement combinés entre eux, a, *entr'autres avantages*, celui d'être moins susceptible de certaines altérations; mais, elle ne nous apprend pas que l'on puisse, sans crainte, substituer un composé de ce genre à un autre, quelqu'il soit, sur l'efficacité duquel l'expérience a déjà prononcé; car, sur quoi pourrait être fondée la proposition de substituer un médicament dont les principes constituants sont parfaitemens combinés, à un autre réputé le même, mais, dont les principes ne sont combinés qu'imparfaitement, sinon, sur la supposition, que tout ce qu'il peut y avoir de plus dans l'ancien composé que dans le nouveau, est absolument inutile à la guérison des maladies, ce sur quoi la chimie ne pourra jamais prononcer sans l'expérience ; ou bien sur celle, qu'entre un simple mélange et une parfaite combinaison, il n'y a de différence réelle que dans la manière d'être des principes constituants, ce qui est absolument contraire à ce que la chimie nous enseigne ; car, quel chimiste ne sait pas, qu'entre des principes de nature à se combiner ensemble et qui ne se combinent pas, quoiqu'à portée de le faire, le défaut de combinaison suppose la présence de quelque principe étranger qui l'empêche d'avoir lieu ?

Lorsqu'un autre chimiste nous assure que tel ou tel médicament, autrefois fort recommandé par les divers auteurs, n'est réellement d'aucune utilité en médecine, et cela, parce qu'il n'est point dissoluble dans les humeurs des premières voies , qualité sans laquelle il ne peut, selon lui, produire aucun effet sur l'économie animale, et que ce même auteur ajoute que son indissolubilité dans les humeurs des premières voies est démontrée par son indissolubilité dans les menstrues les plus forts de la chimie ; qui ne voit pas que, pour se ranger à une pareille opinion, il faut être d'avance dans l'in-

time persuasion qu'elle est parfaitement conforme aux principes de la chimie ; car, avec un peu d'attention,
n'apperçevrait-on pas aisément qu'elle
repose, en partie, sur la supposition, tout
au moins gratuite, que le médicament
dont est question, ne peut concourir à
la guérison d'une maladie par aucune
action méchanique et avec la plus légère
teinture des principes de la chimie, ne
verrait-on pas clairement qu'elle est entièrement opposée à ces mêmes principes ; car, loin qu'ils permettent de
conclure de ce qu'une substance résiste
à l'action d'un dissolvant fort, qu'elle
résistera à l'action d'un autre qui l'est
moins, ne nous disent-ils pas, au contraire, que c'est une erreur de distin-
guer les menstrues en forts et en faibles,
qu'aucun ne peut être réputé fort ni
faible que relativement à l'usage que
l'on veut en faire ; que l'acide nitreux,
ce menstrue si fort lorsqu'il s'agit de
dissoudre l'argent, n'est plus qu'un
menstrue faible lorsqu'il s'agit de dissoudre

soudre l'or ; que l'or qu'il attaque,
à peine, se laisse dissoudre par le mercure qui, à son tour, ne peut rien sur
le fer.

Aussi, combien doit être éloigné
d'adopter une pareille opinion, quiconque connaît un peu la marche de la
chimie, qui sait que, suivant ses principes, pour qu'il fût constaté qu'un médicament n'a éprouvé aucune altération
dans les premières voies, il faudrait
que, après y avoir séjourné, il eût été
retrouvé dans les excrémens, en même
quantité et conservant les mêmes propriétés qu'auparavant ; que, pour qu'il
fût démontré qu'il n'y en éprouvera en
aucun cas, il faudrait que ce même résultat eût été obtenu dans autant de cas
différens qu'il peut y avoir de différens
genres et de différens degrés d'altération dans les humeurs des différens individus !

Il est mille exemples de ce genre que
je pourrais citer, qui, en prouvant dans

C

combien d'opinions hasardées l'amour des systêmes et la manie de tout expliquer ont entraîné des chimistes, d'ailleurs très-estimables, prouveraient, de plus en plus, le besoin que les médecins ont des connaissances chimiques, pour se garantir de l'impression que pourraient faire sur eux de pareilles opinions....

Je pourrais montrer des chimistes prononçant qu'une liqueur a ou n'a pas la propriété lithontriptique, selon qu'elle a ou qu'elle n'a pas attaqué un calcul mis à digérer avec elle dans un vaisseau de chimie; comme si un médicament, pris par la bouche et ayant à parcourir une partie des vaisseaux du corps humain, ne pouvait jamais y perdre de ses propriétés, ni y en acquérir de nouvelles, avant d'arriver à la vessie; .... des chimistes proposant l'eudiomètre au gas nitreux, comme un moyen facile et sûr de connaître jusqu'à quel point il peut être dangereux de respirer l'air d'une salle de spectacle,

d'une prison, d'un hôpital ou tout autre air altéré par la respiration, la com-
bustion ou la fermentation ; comme si
le gas nitreux était connu pour indiquer
autre chose que la quantité du gas vital
qui s'y trouve ; comme si la salubrité
de l'air que nous respirons était néces-
sairement proportionnée à la quantité de
gas vital qu'il contient ; comme si, dans
l'air atmosphérique le plus riche en gas
vital, il ne pouvait pas se trouver quelquefois des molécules de virus.

. . . . . des chimistes concluant de ce
qu'un venin a rougi le papier coloré en
bleu par le tournesol, qu'il faut, pour
arrêter l'action de ce venin une fois
introduit dans les vaisseaux du corps
humain, administrer force alkali, afin
d'en opérer la neutralisation ; comme
si l'on s'était assuré que ce qui, dans
la liqueur vénéneuse a manifesté une
qualité acide, n'était autre chose que le
venin lui-même ; comme si on avait la
certitude que, avant d'atteindre ce venin dans les vaisseaux, l'alkali n'aura

subi aucune combinaison qui l'empêche de s'unir à lui et de le neutraliser; comme si, de la combinaison de ce venin avec l'alkali, on était sûr qu'il ne peut rien résulter de plus dangereux que n'étoit le venin lui-même avant la combinaison; comme si &c. &c. &c. .... des chimistes... mais j'entends déjà ceux qui contestent l'utilité de la chimie en médecine me dire que, si des chimistes éclairés ont bien pû s'écarter des principes de la chimie qui leur étaient parfaitement connus, à plus forte raison des médecins à qui ses principes seront moins familiers; qu'ainsi, propager les connoissances chimiques, c'est augmenter réellement les dangers attachés à l'abus que l'on peut en faire.

Je suis prêt à convenir avec eux qu'il faudrait rayer les connaissances chimiques de la liste des connaissances utiles à la médecine, si les avantages qu'elle peut en retirer ne l'emportaient de beaucoup sur les inconvéniens qui peuvent en résulter; mais, s'il est des découvertes importantes auxquelles les connaissances chimiques nous donnent l'espoir d'atteindre, s'il est des erreurs dont, sans elles, nous ne puissions guères nous garantir, faudra-t-il donc renoncer à l'étude de la chimie, parce qu'il est possible que l'on soit entraîné dans quelques autres erreurs, même avec une parfaite connaissance de ses principes, pour peu qu'il arrive de s'en écarter? J'ai donné une idée de l'importance de quelques-unes des découvertes dont les connaissances chimiques nous offrent la perspective; j'ai montré des erreurs dont, sans elle, il nous est presque impossible de nous garantir... Je bornerai là ma réponse.

F I N.

www.ingramcontent.com/pod-product-compliance
Ingram Content Group UK Ltd.
Pitfield, Milton Keynes, MK11 3LW, UK
UKHW031758170726
13836UKWH00003B/1042